AF312814

Pour les Médecins

PENSÉES RÉCONFORTANTES

PAR

LE Dr GRELLETY

Médecin consultant à Vichy,
Ancien Secrétaire des Sociétés de Thérapeutique et d'Hydrologie,
Lauréat de l'Académie (médaille d'argent des eaux minérales),
Membre du Concours médical, de la Société française d'Hygiène,
Correspondant des Sociétés médicales d'Angers, Bordeaux,
Caen, Le Mans, Lille, Lyon, Marseille, Nice,
La Rochelle, Reims, Toulouse,
Tours et Varsovie.

MACON
PROTAT FRÈRES, IMPRIMEURS
—
1904

PRINCIPALES PUBLICATIONS DU MÊME AUTEUR

1873. De l'hématurie dite essentielle. In-8 de 40 pages.

1874. Vichy médical. Guide des malades à Vichy. In-12 de 360 pages.

1876. De l'hygiène et du régime des malades. In-18 de 80 pages. — 2ᵉ édit. en 1884. — 3ᵒ édit., in-12 de 134 pages en 1888.

1877. Influence de l'abus du tabac sur le tube digestif. (*Médaille.*)

1878. Contribution à la thérapeutique de quelques dermatoses de nature arthritique. In-8 de 48 pages. G. Baillière.

Bibliographie de Vichy, suivie d'une notice sur les eaux et le traitement du diabète. In-8 de 70 pages. *Couronné par l'Académie.*

1879. Du climat de Nice et des maladies traitées dans cette ville, particulièrement de la phtisie. In-8 de 20 pages.

Des divers traitements de la fièvre typhoïde. *Couronné au Concours par la Société médicale de Tours.*

1880. Une cure thermale aux eaux de Vichy pendant le xvıiᵉ siècle. *Revue scientifique*, nᵒ dᵉ 27 mars.

Le mariage, ses charmes et ses devoirs. Ed. elzévir sur papier de Hollande, in-12 de 150 pages. Imp Protat. *Médaille d'honneur de la Société d'encouragement au bien.* — 2ᵒ édit. en 1891. In-12 de 245 pages.

Des principales complications du diabète. In-8, Lyon.

Analyse et compte rendu des 17 thèses d'agrégation en médecine soutenues en mars 1880. G. Masson, in-8 de 130 pages.

1881. Notice sur les eaux de Vichy et réfutation de la prétendue cachexie alcaline. In-8 de 74 pages, traduit en plusieurs langues.

Des précautions hygiéniques à prendre contre la fièvre typhoïde. In-8 de 24 pages, publié par la *Société française d'hygiène.*

Traité élémentaire de la fièvre typhoïde. 1 vol. de 420 pages.

1884. Traitement du psoriasis par la traumaticine chrysophanique.

Pour tuer le temps. Livre d'heures... perdues. In-8 de 300 pages.

1885. De la lithiase biliaire et de la pseudo-gravelle hépatique. (J. de méd. de Bordeaux, 27 septembre.)

1886. Vichy et ses eaux minérales, 4ᵉ éd., in-12 de 530 pages. A. Delahaye et Lecrosnier.

1887. Des accidents cutanés produits par le bromure de potassium. De la syphilis conceptionnelle (2 brochures de 20 pages chacune).

1888. Inconvénients du silence imposé dans les pensions pendant les repas. In-8 de 15 pages.

De l'influence de la menstruation et des états pathologiques de l'utérus sur les maladies cutanées. In-12 de 35 pages.

1889. Indications de la cure de Vichy. In-18 de 46 pages.

1890. Contribution à l'étude des gros calculs biliaires.

1891. Pour les médecins. — Causeries, in-12 de 300 pages.

Guide dans les maladies du foie. In-18 de 120 pages.

1892. Direction de la *Revue thermale et balnéaire*, nombreux articles dans le *Concours médical*, le *Journal de Paris*, la *Gazette de gynécologie*, etc.

1893. Hygiène et régime des malades à Vichy, 4ᵒ édit., in-18 de 200 pages.

La cure de Vichy. Du moment le plus propice pour y suivre un traitement. In-12 de 20 pages.

1894. Questions professionnelles (in-12 de 300 p. *Société d'éditions scientifiques*)

1895. Trois brochures : Aimons-nous, Aidons-nous. — L'heure du lever dans les pensionnats. — De l'importance sociale des villes d'eaux.

Feuilletons du *Concours médical.*

1896. De l'abus de l'alcool dans le diabète.

1897. Encombrement et dépréciation de la profession médicale. In-12 de 42 p.

De quelques progrès à réaliser dans l'hygiène des pensionnats. In-18 de 95 pages.

1898. Boutades et revendications. Troisième série de causeries pour les médecins. In-12 de 320 pages.

1900. Guerre aux microbes. In-12 de 30 pages.

L'héroïsme médical. In-12 de 22 pages.

1901. Impressions médicales. In-12 de 280 p.

1902. Pour bien se porter et vivre longtemps. In-8 de 40 p.

1903. Pour les vieux médecins. In-12 de 20 pages.

1904. Commentaires sur quelques locutions latines. In-16, 24 pages.

PENSÉES RÉCONFORTANTES

Puissent les gens langoureux, malades
ou aultrement faschez et désolez, à
la lecture d'icelles tromper leurs
ennuis, temps joyeulsement passer
et recevoir allégresse et consolation
nouvelle, selon le souhait de notre
bon Rabelais.

SURSUM CORDA !

L'homme est fait pour le bonheur
comme pour le bien.

Jules Simon.

De nombreuses confidences m'ont renseigné sur l'état
d'insécurité et de vague malaise, qui pèse sur le corps
médical ; il y a de l'angoisse dans bien des esprits, et la
profession est devenue précaire pour le plus grand
nombre, ce qui devrait en détourner bacheliers et bache-
lettes qui se ruent avec tant d'impéritie sur les profes-
sions libérales.

Peut-être même parle-t-on trop de cette crise pénible,
en l'exagérant, comme de la prétendue décadence des
races latines, qui finiront par s'amoindrir vraiment, à
force de douter d'elles-mêmes.

Lorsqu'on se sent grand, on fait au contraire de
grandes choses, et il n'est pas un de nous qui ne puisse
engendrer œuvre durable, à condition que sa personnalité reste entière, ne lui échappe pas, ne tourne pas au
déséquilibre, à l'hypochondrie, au scepticisme sans
mesure. Ce n'est pas le cas, par conséquent, de nous

laisser influencer par cette *Force ennemie*, si bien mise
en relief par Antoine Nau, le lauréat de l'Académie
Goncourt, cette force néfaste qui s'infiltre peu à peu dans
un esprit, qui le possède, le transforme pitoyablement,
substituant à une mentalité vigoureuse une âme veule,
moins raisonnable, incapable de réagir ou acculée à l'im-
puissance, prompte à répéter : « rien ne m'est plus...
plus ne m'est rien ! »

Sans doute, il serait temps de voir émerger de tant
d'anxiétés quelque verte espérance, capable de retremper
les plus abattus ; ce sera l'œuvre de demain, je me plais
à le penser ; je crois aux revanches de la vie, parce que
je crois à l'utilité de l'effort et que vouloir, c'est réagir
sur soi :

> Les paradis d'espoir ne sont jamais perdus,
> Et quand on a manqué pour y cingler la voile,
> Après avoir souffert et marché sans étoile,
> On les voit luire, un soir que l'on n'y croyait plus !

Il faut en croire la philosophie résignée qui soutient
que tout s'arrange et finit par des chansons. Le sort de
nos confrères ne pourrait que devenir plus douloureux,
s'ils continuaient à manquer d'énergie.

Le médecin, pour être à la hauteur de sa tâche et
avoir des initiatives fécondes, pour ne pas décourager
ses malades et faire fuir la clientèle, ne doit pas être
triste, abattu, morose. Dans tous les temps, la femme
souffrante a réclamé de notre art un soutien moral ; com-

ment voulez-vous qu'un consultant qui est appelé à distribuer au moins autant de consolations que de remèdes, puisse en imposer, avoir l'assurance qui inspire la confiance, la chaleur communicative qui rend l'espoir, s'il a lui-même abdiqué, si son courage est défaillant, s'il n'est pas assuré qu'il possède les moyens de remonter, de rassurer, de calmer, sinon de guérir :

Sedare dolorem divinum opus, enseignait Hippocrate.

Son ministère l'investit d'une autorité, d'un ascendant, dont il doit être conscient, pour en faire toujours bon usage, sans inertie ni contrainte. En dehors même du lit des moribonds, ses encouragements, son coup d'œil, son aspect, peuvent rendre les plus grands services. Il doit être à l'avant-garde de tous les progrès, briller partout au premier rang, dans l'intérêt de la masse et pour le bonheur commun. Même mutilée et amoindrie comme nous, la victoire de Samothrace a gardé un air imposant ; ce qui reste d'elle évoque encore par son allure l'enthousiasme des gloires d'autrefois et les prochains triomphes.

Ce n'est pas une raison parce que la bise a soufflé, pour prendre un air macabre, et imposer à sa colonne vertébrale une inflexion exagérée devant les mutualités et les parasites de tout ordre, qui, depuis si longtemps, exploitent notre générosité. Puisque la circulation monétaire tend à se raréfier, raison de plus pour se redresser, pour ne pas se laisser accaparer pour une bouchée de pain ou la perspective d'un hochet, pour les trente

deniers offerts comme à Judas, pour trahir les intérêts
généraux de la corporation.

« On ne sait pas assez, déclare quelque part Herbert
Spencer, que le mauvais emploi prolongé du corps et de
l'esprit finit par impliquer un préjudice à la descendance.
Chaque homme devrait considérer son organisme comme
un usufruit, qu'il est tenu de faire passer à d'autres en
aussi bon état qu'il l'a reçu lui-même. »

J'en dirai volontiers autant de l'esprit de caste qui
doit nous animer, de notre réserve morale, de la capita-
lisation de nos forces intellectuelles vraiment transmis-
sibles. Nous sommes responsables, par devant nos suc-
cesseurs au moins autant que devant nous-mêmes, de
toute erreur, de tout mauvais exemple, de toute propa-
gande, capables de nous débiliter, d'amoindrir nos per-
sonnalités, d'arrêter la marche en avant de la cara-
vane médicale, de jeter le trouble dans l'âme des plus
résolus, des mieux pondérés, ceux qui ne veulent pas
désespérer, ont confiance dans l'utilisation plus sage de
nos énergies, et possèdent une activité enthousiaste,
une vigueur tenace, le désir du perfectionnement con-
tinu, d'une ascension sans trêve.

Si la France est le seul pays qui ait conscience d'avoir
un rôle humanitaire à remplir, selon le livre consolant
de Novicow (*L'expansion de la nationalité française,
Coup d'œil sur l'avenir*), si la France est la plus
moderne des nations européennes, la plus orientée vers
un avenir de droit et de justice, on peut ajouter que,

parmi les Français, les médecins sont ceux qui prennent le plus à cœur les intérêts de l'humanité, ceux qui ont la tendance la plus prononcée à tendre une main secourable à leur prochain, à se préoccuper de la santé du peuple, de l'avenir de sa race, du règne futur de l'équité et de l'harmonie universelle : « Conseiller des communes pour l'hygiène publique et des personnes pour la vie domestique, protecteur des assistés, expert pour la responsabilité des délinquants, juge technique de la raison de ses concitoyens, arbitre naturel pour fixer les règles rationnelles de l'École et du Travail, le médecin pénètre partout et, par son esprit fait de science et d'équité, il renouvelle tout.

« La profession comporte une telle force sociale que l'assaut pour en saisir une part attire les ambitions désintéressées des plus puissants. Tels ce prince de Bavière et ces héritiers de fortunes fabuleuses, qui ont voulu ceindre le tablier médical et pratiquer, sans le désir d'un profit pour eux inutile, mais avec autant d'assiduité que sous l'aiguillon du besoin. » (Dr Toulouse).

C'est surtout dans les campagnes que les médecins sont vraiment les pionniers de la civilisation, les guides, les initiateurs. Le progrès marcherait bien plus vite, si on les écoutait davantage.

C'est avec la pensée de leur rendre justice, de leur apporter comme un cordial, un témoignage de sympathie et d'admiration, que j'ai rédigé, au gré de mes impressions ou de mes lectures, les pensées encourageantes qui vont suivre : Puissent-elles esjouir et esbaudir nos confrères désemparés, endeuillés, leur apporter un peu de sérénité, des consolations, le réconfort qui leur permettra de reprendre leur fagot, d'aller jusqu'au bout de leur sillon et de laisser derrière eux un souvenir durable.

Ayez la volonté de vivre, chers amis, ou tout au moins, selon une belle expression de Taine, la résignation qui fait tolérer à l'homme la vie, grâce au rêve touchant ou poétique qui lui tient lieu du bonheur absent.

Il est consolant de croire avec un autre penseur, avec Pierre Leroux (*De la perfectibilité humaine*), au développement progressif et incessant de nos virtualités, chaque génération étant plus forte, plus intelligente, plus vertueuse que ses aînées, et se rapprochant peu à peu du type éternel de justice et de perfection, vers lequel gravite l'humanité !

PENSÉES RÉCONFORTANTES

Nous devons être très fiers de notre profession parce
que, de toutes les carrières, c'est celle qui exige le plus
de dévouement et d'esprit de sacrifice, parce qu'elle nous
oblige à être toujours aux écoutes et à intervenir, au
cri de toute créature qui souffre ou est opprimée, parce
que, si lointaine que soit la plainte de la douleur humaine,
de quelque nature qu'elle soit, physique ou morale, elle
trouve constamment un écho dans nos cœurs, lorsqu'elle
arrive à nos oreilles. La Fontaine nous donnait un encouragement lorsqu'il a dit : Le soin de soulager les maux
est une charité que je préfère aux autres.

⁎

La belle âme du plus grand nombre de nos maîtres,
de nos initiateurs, est comme la flamme qui cherche à
s'élever en haut, toujours plus haut, qui éclaire et
réchauffe, en semant de la gaieté et du bonheur autour
d'elle. Pour eux, comme pour Pasteur, les vrais guides
de l'humanité (ils s'imposent de plus en plus), doivent

être non les dominateurs par la force, mais les serviteurs par le dévouement, tous ceux en somme qui laissent rayonner de la bonté autour d'eux, tous ceux qui pensent qu'il n'est de préférable au souvenir d'une bonne action, que le projet d'en faire une seconde.

*

Les médecins célèbres n'appartiennent pas seulement au pays qui les a vu naître, ils sont aussi les citoyens glorieux de la grande et sereine patrie des intelligences. Devant eux, les frontières des nations s'effacent. Avec les savants illustres, les hauts penseurs et les grands artistes, qui font la vie plus belle et plus douce, ils sont les maîtres, les pères intellectuels de tout ce qui dans le monde vit par la méditation. Il semble qu'ils incarnent, qu'ils résument, dans leur personnalité surhumaine, l'âme de l'humanité tout entière. — En leur compagnie, les cerveaux s'élargissent comme les conceptions.

*

La plupart des médecins, après quelques années de pratique, doivent être convaincus qu'en enlevant à un homme un vice (gourmandise, ivrognerie, paresse, lubricité), on écarte de lui une cause de ruine, et, qu'en lui inculquant une vertu (tempérance, propreté, droiture, etc.), on lui ôte une chance de misère.

Quelle force ne devons-nous pas puiser dans cette constatation ! Quel magnifique objectif !

*

Si la santé est bonne et la conscience pure, a dit Tolstoï, le reste n'est rien : C'est la consolation de beaucoup de fils d'Hippocrate, peu favorisés ; ils sont restés optimistes malgré leurs déboires et pensent qu'on peut espérer en la vie, la juger douce et bonne, lorsqu'elle est vécue dans la correction et la noblesse.

Ah ! la sereine philosophie que celle qui fait un plaisir d'une bonne action et de l'ascension sans fin, une joie constante de l'esprit.

C'est la thèse soutenue par Roussel-Despierres dans son beau livre de l'*Idéal esthétique* : Il nous convie à réaliser les plus hautes aspirations de la pensée, à avoir la charité souriante, une passion enthousiaste pour le bien, à créer la joie, l'amour et la beauté, en y aspirant, à travailler sans cesse à notre perfectionnement, à l'embellissement de ce *chez moi* intérieur, de ce foyer de la vie intime, où se pensent les saintes actions et d'où rayonne vers la vie extérieure la splendeur féconde d'une âme grande et belle !

*

A défaut d'autres compensations, nos confrères ruraux ont, pour se dédommager de leurs soucis, la sérénité apaisante des lointains horizons, la grandeur de la nature sylvestre, les magnificences de la forêt, les émanations balsamiques de la terre en fête. Il me semble qu'ils ne sont plus à plaindre par certaines aurores et tant de soirs d'ivresse, où le plus médiocre paysage est touché d'un rayon de beauté, à l'instant incomparable du crépuscule, lorsque la paix et la fraîcheur de la nuit vont descendre sur les choses.

Ce sont des joies à la portée de chacun, et nous sommes tous de grands propriétaires sans le savoir. Ce qui nous manque, ce n'est pas la terre, mais la faculté d'en jouir. Le paysage appartient à la première personne qui a des yeux pour le regarder : Vite dehors, les corps et les âmes ; oubli des soucis, allégresse générale !

*

« Je prie Dieu et je vous appelle », écrivait jadis à Fagon une grande dame, dont le fils était mourant. Après avoir rapporté l'anecdote, le docteur Cabanès ajoute : Que les détracteurs raillent tant qu'il leur plaira, il n'en reste pas moins acquis que c'est toujours au médecin qu'on recourt et que c'est à ses pieds qu'on se jette, aux heures de désespérance. En lui on place son dernier espoir quand le mal est là inexorable. Lorsqu'il entre par une porte, il faut, pour l'en chasser, ouvrir l'autre au médecin.

*

Quelle agréable intimité que celle du lecteur avisé et d'un auteur de choix ; c'est le ménage de deux tourtereaux. Travaillons, bûchons avec persévérance, pour ne pas sentir les coups d'épingle de l'existence ou les blessures plus graves de la destinée, attendu que le travail persévérant, qu'il soit ou non glorieux et rémunérateur, que l'ambition qui nous tient enfiévrés, que l'orgueil du triomphe et les joies de la notoriété, représentent une sorte de perpétuelle ivresse au champagne.

*

Auguste Comte a prétendu dans une belle formule peut-être contestable, mais à coup sûr utile à propager parmi les hommes, que « nul ne possède d'autre droit que celui de faire toujours son devoir. »

Nous nous efforçons de mettre le précepte en pratique, et, malgré des défaillances inévitables, c'est beaucoup de l'avoir entrepris et d'en faire la base habituelle de notre conduite.

*

Il convient que les désirs du sage s'épurent avec les années, car si les cheveux blancs inspirent le respect, ils repoussent l'indulgence. — Arrivés à la maturité, il nous faut donner l'exemple de la prudence et de la réserve ; si la jeunesse peut supporter l'orage des passions, la vieillesse y succombe. (Petit-Sem.)

Quand le soir est venu, sachons à temps changer d'attitude, rester dans notre cadre et prendre notre retraite.

Le tact en tout, la mesure, poétisent la vieillesse comme le clair de lune le paysage.

L'avenir ôte plus de gloire qu'il n'en donne ; tâchez donc de conserver vos mérites et votre bonne renommée, puisqu'il n'y a plus moyen de les accroître. Pour cela, il n'y a qu'à se souvenir qu'à tout âge le bonheur est le fruit de la vertu, que si le succès tapageur est aux plus malins, l'estime est aux plus dignes. (*Idem.*)

Le public ne veut pas comprendre que le médecin, malgré son sacerdoce, doit vivre de l'autel, comme le prêtre ; il ne se doute pas surtout combien celui-ci est parfois besogneux. J'en conclus : Ne soyez vraiment larges qu'avec les pauvres gens, car, lorsque vous vous montrez coulant et généreux dans vos transactions avec les autres clients, ils en font honneur à leur finesse beaucoup plus qu'à votre désintéressement.

Ne vous préoccupez pas, malgré la modestie de votre situation, des orgueilleux qui vous toisent de haut en bas ; ce sont à l'ordinaire des sots et des coquins, fraîchement parvenus de bas en haut ; avec une conscience peu difficile, ils ont monté à quatre pattes, selon une expression de Michelet. Il n'y a pas à les saluer plus bas parce qu'ils sont en voiture, que les honnêtes gens qui vont à pied. Pas de compromission ni d'indulgence déplacée en faveur des pleutres et des béotiens qui sentent la basse-cour et le fumier natal, malgré le dicton qui prétend que ceux qui peuvent nous faire gagner quelque argent ont rarement tout perdu dans notre considération. Le seul moyen d'en imposer à un arriviste, c'est de ne pas partager ses plaisirs, sans se soucier de l'origine de sa fortune. — S'écarter le plus possible des gens vulgaires, c'est la meilleure réplique à leur donner. — S'ils se haussent sur leur sac, campez-vous fièrement sur votre valeur propre, sur l'honorabilité de votre passé.

Que votre orgueil doublé vous munisse d'une force double contre les défaillances et les séductions.

⁂

La plupart d'entre nous se porteraient bien, au physique et au moral, s'ils le voulaient bien. Il s'agit pour cela de se soumettre, d'une part, aux légers sacrifices nécessaires pour conserver la santé, de garder la modération en toutes choses, et, de l'autre, de ne pas se tourmenter ni des moindres malaises, ni des plus insignifiantes contrariétés. Une mauvaise constitution elle-même ne saurait excuser une humeur morose : Votre organisme laisse à désirer par quelque côté, félicitez-vous qu'il ne soit pas atteint plus gravement et d'avoir déjà échappé à bien d'autres maladies. On supporte ses maux avec sérénité, en sachant s'en abstraire, en gouvernant sa volonté de façon à concentrer son attention sur autre chose.

Vivre simplement et ne s'occuper que de choses élevées est, en général, un moyen sûr de se bien porter, au double point de vu indiqué ci-dessus.

♣

Nos confrères des villes doivent avoir pour principe que le temps passé dehors n'est jamais perdu, même lorsqu'il n'est pas précédé ou suivi de consultation, car le grand air est un cordial d'une vertu merveilleuse ; il nous retrempe et nous donne une verdeur nouvelle. Le besoin d'exercice est certainement un instinct salutaire et, après un certain temps de contension intellectuelle, il convient de faire la part du corps, surtout lorsqu'il n'est qu'un humble et faible compagnon.

♣

Pour ne pas être à plaindre, gardez-vous de regarder constamment à la loupe les qualités de vos clients et les défauts de vos rivaux ; n'est-ce pas odieux de prendre mieux son parti du malheur d'un ami que du bonheur d'un concurrent ? Rabaisser le mérite d'un rival, c'est faire croire que l'on n'a que ce moyen de l'égaler : Vainqueur, c'est diminuer la valeur de son triomphe ; vaincu, ajouter à la honte de sa défaite.

⁂

Ne croyons que la moitié du mal qu'on nous dit du voisin.

Ne nous mêlons pas aux potins et aux intrigues de la petite ville ; évitons les discussions publiques, les affirmations hautaines, les négations orgueilleuses et les ironies stériles, surtout dans les questions de sentiment, de croyances, de façon à ne froisser personne et à recueillir partout des sympathies.

⁂

Les enfants ne sont pas toujours commodes à soigner ; mais on arrive facilement à supporter leurs caprices, lorsqu'on est dominé par un double sentiment, celui d'une tendre pitié pour ces petits êtres déjà condamnés à la souffrance, celui du respect pour ce qu'ils peuvent devenir un jour.

⁂

Tout en les vulgarisant, faisons notre profit des idées consolantes de Metchnikoff, qui, dans son *Essai de philosophie optimiste*, établit que la science, qui est déjà bien armée contre la maladie, parviendra de plus en plus à atténuer le processus fatal de la sénescence, à remédier à la vieillesse, à la prolonger sans infirmités ! Après une existence aussi longue et aussi pleine que possible, après

une vie exempte d'accidents morbides, la mort corres-
pondra à un événement naturel et désiré, à un besoin
satisfait. On acceptera le grand voyage, vraiment rassa-
sié de jours, comme on sort d'un banquet.

Il est bon de croire à l'accomplissement du cycle har-
monique de notre évolution normale, de recommander
une hygiène de plus en plus parfaite, capable de remédier aux désharmonies qui subsistent encore. Ce sera
l'œuvre du temps et des laboratoires.

⁂

A quoi sert à l'homme, a-t-on dit, d'avoir fait disparaître
de la terre les espèces colossales des mastodontes, des
ours des cavernes et des hipparions, de décimer pour une
destruction prochaine la race des éléphants, des baleines
ou des lions, s'il reste toujours désarmé contre les ani-
malcules ? Vainqueur des plus grands, mais victime des
infiniment petits, il continue à voir les moustiques le
harceler et les pucerons dévorer ses récoltes.

Qu'on se rassure, le plus difficile est fait, les chemins
sont jalonnés, et, puisque qui peut le plus peut le moins,
nous ne tarderons pas à triompher de nos derniers
ennemis, à connaître le vaccin des microbes les plus
redoutables.

⁂

On ne cesse de se plaindre de l'abaissement de la natalité ;
nous savons pourtant qu'il convient d'abandonner les pro-

créations répétées, les portées épuisantes, aux races infé-
rieures qui se rapprochent de l'animalité, pour obtenir une
sélection, pour avoir la qualité et non la quantité. Il
n'est que juste que la femme soit libre de choisir son
moment pour subir la destinée de son sexe. Les enfants
conçus dans des conditions meilleures de choix et, plus
tard, mieux soignés, ont des chances d'être plus sains,
plus vigoureux et mieux doués intellectuellement, ce qui
est l'essentiel. Il faut faire plus de cas d'un cerveau
supérieur que de milliers de dégénérés, d'êtres tarés,
conçus et élevés dans des conditions déplorables, dont
l'éducation ne représente que des dépenses d'assistance
et des peines sans profits ultérieurs.

Il n'y a que des frelons stériles, que des célibataires
portant ou non le froc, que des bouchers gouvernemen-
taux, ne rêvant qu'hécatombes et conquêtes, capables
de trouver à redire aux restrictions volontaire, qui sont,
au fond, d'une haute moralité, qui représentent une contrainte et un sacrifice, l'auteur de toutes choses nous
ayant créés et mis au monde pour que nous soyons heureux et que nous fassions des heureux autour de nous !

⁂

Quelle fraternelle sympthie ne devons-nous pas éprou-
ver pour Brieux, ce vaillant qui voit clair, ce cœur qui
bat fort !

Ne trouvez-vous pas qu'il a une mentalité hippocra-
tique ? Avec le corps médical tout entier, il porte sa

pitié aux souffrances entrevues ; c'est de toute la force
de sa raison révoltée, de tout l'élan de son âme transie
d'attendrissement, qu'il appelle le jour où il y aura
moins d'*avariés* de tout ordre, moins de mortalité infan-
tile (*Les remplaçantes*), où l'espoir sera rendu aux cap-
tifs de l'hérédité morbide (L'*Évasion*), où la procréation
deviendra facultative pour la femme (*Maternité*), où la
justice sera plus humaine (*La robe rouge*).

La pente de son tempérament le pousse, avec une
allure d'apôtre, vers tout ce qui est généreux ; c'est sans
trêve qu'il cogne à coups de bélier contre la muraille
épaisse de l'égoïsme et de la lâcheté humaine.

C'est un excellent modèle ; efforçons-nous de l'imiter
et de le défendre contre la malignité et la calomnie,
comme toutes nos autres gloires. Ne nous laissons pas
découronner ni amoindrir !

⁂

Nous avons tous constaté *de visu* que la mort est un
incident dont la peur qu'elle inspire a singulièrement
exagéré les affres et l'importance. Le plus souvent, c'est
une visiteuse douce, très discrète et qui ne fait pas sentir sa présence. On peut dire, après Faguet, que les
hommes arrivés à une extrême vieillesse ne meurent pas,
à proprement parler, ils s'éteignent : « Ils passent de ce
qu'on appelle encore la vie à ce qu'on appelle la mort,
par des transitions successives si ménagées et si pro-

longées, que la dernière est à peine la plus décisive et
compte à peine un peu plus que les autres. Mourir à
90 ans, ce n'est pas quitter la vie, c'est quitter, chose
fâcheuse encore, si vous voulez, mais insignifiante, le
souvenir qu'on avait de la vie; c'est lâcher pour une
ombre, et peut être pour une proie, ce qu'il est toujours
permis de croire ou d'espérer. »

Pour Tolstoï, qui savoure avec douceur l'avant-goût
du grand calme, la mort n'est pas un mal, mais simplement le passage d'une forme à une autre de la vie, passage qui ne saurait être que progressif. Pierre Leroux
admet aussi pour l'homme des incarnations successives :
« Vous êtes, dit-il, donc vous serez. Ce qui est éternel en
vous ne périra pas. » D'après lui, la vie future ne
saurait être pour nous que la continuation de la présente ;
en renaissant, nous resterions liés à l'humanité, dont le
perfectionnement est inséparable du nôtre. Des créatures
de plus en plus parfaites se succéderaient ainsi sur la terre,
à mesure que la vie succéderait à la vie, de même que sur
notre globe, l'humanité a suivi l'animalité. Au fond, le
passé vaut-il nos regrets, le présent nos peines et l'avenir nos inquiétudes !

⁂

Les jours de spleen et de pluie, feuilletez le *Traité du
bonheur*, de Fontenelle, ou bien les deux petits volumes
de John Lubbock, sur *Le bonheur de vivre*. En voici
quelques extraits qui vous donneront peut-être envie de

faire plus complètement connaissance avec l'auteur, s'il vous suggère des résolutions viriles :

« L'extension et le perfectionnement de l'éducation, l'influence toujours plus grande de la science, de l'art, de la littérature, etc., élèveront l'homme, nous avons tout lieu de l'espérer, le rendront de plus en plus capable d'apprécier et de jouir de ses privilèges, et de sentir la vérité de ce proverbe italien : « Là où il y a la lumière, il y a la joie. » On peut dire de nos jours, comme du temps de Newton, que le grand Océan du vrai reste encore inexploré. Une vérité conduit à une autre ; chaque découverte rend possible une autre découverte plus élevée que la précédente. Les progrès à faire me semblent presque illimités ; ils seront non seulement matériels et intellectuels, mais aussi moraux. Personne ne peut prévoir les limites de la destinée humaine.

« ...Si le corps est simplement la forme périssable de l'immortelle essence, il convient de conclure avec Platon qu'il doit y avoir une vie future. Le bonheur éternel sera dans la solution des problèmes qui nous ont embarrassés ; dans l'acquisition de nouvelles idées, dans la connaissance des secrets de l'espace, des merveilles des étoiles et des régions au delà des étoiles. Le ciel que Dieu nous a promis, disait Greg, n'est pas celui de l'ascète ou du théologien dogmatique, celui du mystique sublime ou de l'indomptable martyr, aussi prêt à persécuter qu'à souffrir, mais un ciel d'affections purifiées et permanentes.

Nous aurons des capacités illimitées pour lire le livre de
la science aux pages éternelles ; ceux que nous avons
aimés seront tous réunis autour de nous ; nous ne serons
jamais ni méconnus, ni imposteurs et nous pourrons travailler à des œuvres magnifiques, avec toutes les forces
voulues pour les accomplir. »

Que notre espérance soit donc pleine d'immortalité !

PURGYL
Purgatif Idéal

NOUVELLE MÉTHODE LAXATIVE ET PURGATIVE

Ce nouveau produit est à base *d'hydroxyphtalophenone*, corps jusqu'à ce jour inusité dans la pharmacopée française.

Chaque tablette contient dix centigrammes de principe actif: ce dernier, d'une pureté rigoureuse, a subi une préparation qui le différencie totalement du corps chimique que l'on trouve dans le commerce. Le **Purgyl** est laxatif à la dose de dix à vingt centigrammes (une ou deux tablettes); trente ou quarante centigrammes (trois ou quatre tablettes) constituent une dose énergiquement purgative. Le **Purgyl** est agréable, facile à prendre, il ne cause ni coliques, ni accident d'aucune sorte et il peut se donner dans les grossesses les plus avancées, dans les accouchements, dans les appendicites, où généralement les autres purgatifs sont contre-indiqués.

Les tablettes de **Purgyl** sont extrêmement solubles en présence d'une petite quantité d'alcool ; leur saveur permet aussi de les croquer, ce mode d'absorption est à la fois le plus simple et le plus pratique ; on peut encore les prendre broyées ou délayées dans une petite quantité de liquide (lait, eau, tisane, chocolat).

Le **Purgyl**, à dose laxative, se prend à n'importe quel moment de la journée. A dose purgative, il agit plus efficacement à jeun, en aidant l'action médicamenteuse par l'ingestion de quelques tasses de tisane légère ou d'eau sucrée tiède. Se combine très bien avec l'eau de Vichy, au début de la cure, où la constipation est si fréquente.

Chez les enfants, le **Purgyl** est laxatif, à la dose de cinq centigrammes (1/2 tablette) et purgatif à la dose de dix, quinze et vingt centigrammes suivant l'âge.

PRIX DE VENTE AU PUBLIC : **1** fr. **50** la boîte contenant 24 tablettes.

Envoi gratuit d'Échantillons à Messieurs les Docteurs qui en feront la demande à M. J. KOEHLY, Pharmacien, 107, rue Réaumur, PARIS (2ᵉ Arrᵗ).

MACON, PROTAT FRÈRES, IMPRIMEURS.